CAUTERETS

SOURCE DU ROCHER

ET

Etablissement des Néothermes

PAR

Le Docteur F. GARRIGOU

Médecin consultant à Luchon

ET

Le Docteur DUHOURCAU

Médecin consultant à Cauterets

PARIS

GRANDE IMPRIMERIE

J. CUSSET, IMP.

16, RUE DU CROISSANT, 16

1882

CAUTERETS

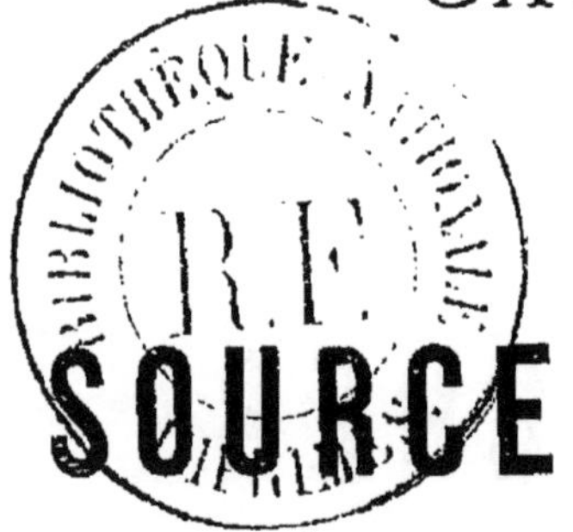

SOURCE DU ROCHER

ET

Etablissement des Néothermes

PAR

Le Docteur F. GARRIGOU

Médecin consultant à Luchon

ET

Le Docteur DUHOURCAU

Médecin consultant à Cauterets

PARIS

GRANDE IMPRIMERIE

J. CUSSET, IMP.

16, RUE DU CROISSANT, 16

1882

SOURCE ET ÉTABLISSEMENT

DU

ROCHER-RIEUMISET

(NÉOTHERMES DE CAUTERETS)

1° HISTORIQUE

C'est de 1830 que datent les premières tentatives exécutées en vue de la découverte d'une nouvelle source, dont l'existence était soupçonnée dans le quartier des Arroques, à l'est de Cauterets. Vers cette époque, en effet, le propriétaire d'une prairie située au-dessous du Vieux-César, et bordée par le vieux chemin qui menait à la grange de la reine Hortense, avait remarqué, auprès de quelques pierres de son pré, un suintement d'eau sulfureuse qui réchauffait légèrement le sol tout autour. Bernard Larramiau et Martin Bordenave firent là quelques fouilles, trouvèrent une source et commencèrent un établissement dont on voit les rudiments qui restent, au-dessous du chemin actuel du col de Rieü.

De leur côté, les propriétaires des bains de Pauze firent des recherches dans leurs terrains, situés à côté des sources de César et voisines des prairies de Larramiau.

Ces recherches (1814) n'aboutirent qu'à réduire sans profit le débit des sources de la Vallée (1) d'environ trente-deux mille litres : en même temps la source de Larramiau disparut. La Vallée entreprit alors des travaux de défense qui lui firent découvrir de nouveaux griffons au-dessus de Pauze. L'année suivante, M. Pierre Larramiau reprit les travaux de son père : il creusa une première galerie au haut de sa prairie, entre l ancien et le nouveau chemin de Rieü, et trouva deux filets d'eau sulfureuse.

Encouragée par les premiers résultats qu'elle avait obtenus, la Vallée de son côté se détermina à ouvrir un système d'aménagement souterrain sous des sources de l'Est. Cet ensemble de travaux fut exécuté dans l'hiver de 1853 à 1854; mais bien que dirigés par un ingénieur habile, M. Jules François, ils amenèrent des perturbations dans le régime des sources du Pic-des-Bains. La source de Bruzaud au-dessous des nouvelles fouilles, celles de Pauze-Neuf à leur niveau, et la plus faible des sources de M. P. Larramiau furent déplacées. En tenant compte de ces pertes, la Vallée retrouva cependant une augmentation considérable de volume d'eau sulfureuse, environ deux cent douze mille litres.

Toutes ces opérations, et leurs suites, avaient soulevé des discussions et des différends avec M. Larramiau, qui avait fait pendant ce temps analyser sa source par M. Latour (de Trie) et par M. O. Henry; mais il ne put obtenir le permis d'exploitation. Le décret du 8 septembre 1856, qui réglait le régime des sources minérales, mit

---

(1) On appelle Vallée la réunion de sept communes, propriétaire par indivis de la plupart des sources et établissements de Cauterets.

fin à toutes ces difficultés. Et pendant que la Vallée achevait ses recherches de César, MM. P. Larramiau et Abbadie ouvrirent une galerie à trente mètres au-dessous de la première; c'est la galerie actuelle, où, après quelques contre-temps, ils eurent la satisfaction de capter sur la roche en place une source sulfureuse de 42º à 43º de température, et donnant un débit journalier de cent vingt mille litres. La situation de cette source dans le quartier dit des Arroques lui valut le nom de *Source du Rocher*.

Le conseil général des Mines estima que cette source devait être considérée comme distincte, quant à son allure et à son régime, de celles qui alimentent les Thermes de Cauterets, et sur lesquelles elle ne peut exercer aucune influence nuisible. Les travaux de cap-tage furent alors achevés, et après cela, la source du Rocher fut trouvée par M. l'Ingénieur des Mines du dé-partement « dans les conditions les plus convenables pour l'exploitation et l'administration médicales ».

L'autorisation d'exploiter ayant été accordée le 9 mai 1860, à la suite du rapport officiel, fait à la demande de M. le ministre de l'agriculture, par M. Ossian Henry, la source du Rocher fut utilisée, dès 1861, dans le vieil établissement de Rieumiset, concurremment avec la source de ce nom. Après trois ans, en 1864, les bains du Rocher, construits par Joseph Bordenave, furent livrés au public. Restés quelques années propriété pri-vée, ils ont été cédés en 1867 à la Compagnie fermière des eaux de Cauterets. Dans l'hiver de 1879-80, des tra-vaux considérables y ont été exécutés, travaux qui ont fait en réalité du Rocher un nouvel établissement, des-tiné à utiliser la portion de la source de César que la

Compagnie a acquise en achetant Pauze-Nouveau; il est désigné depuis sous le nom de Néothermes.

Cet établissement, entouré de promenades bien plantées, occupe dans le val de Cauterets une position privilégiée au pied du Pic-des-Bains, en un lieu abrité des vents qui soufflent dans la gorge, et des courants d'air que le Gave entraîne au-dessus de lui. Derrière l'édifice est un bosquet que des sentiers ménagés avec art pourront rendre accessible au promeneur. D'ailleurs, depuis que la Compagnie fermière a acquis la magnifique propriété de l'Hôtel du Parc, de vastes projets relatifs à l'embellissement des Néothermes et du quartier où ils s'élèvent ont été mûris; et bientôt la façade complètement refaite, les alentours totalement remaniés ne tarderont pas à faire de cet édifice le plus luxueux et le plus riche de la station.

Tels qu'ils sont aujourd'hui, les Néothermes renferment, dans les anciennes galeries, deux cabinets de grandes douches, deux bains de siège avec douches à injections, des douches ascendantes et vingt-une baignoires, dont onze alimententées par l'eau du Rocher seule, et dix par le Rocher et Rieumiset. Cette dernière source, non sulfureuse, froide, dessert deux pavillons servant de gargarisoirs. On peut, en adoptant un tuyau de caoutchouc au fond des baignoires, administrer des douches ascendantes dans tous les cabinets de bains. La portion de la source de César qui alimentait l'établissement de Pauze-Nouveau est distribuée entre quatre grandes salles de douches, très complètement organisées et installées avec luxe, deux grandes salles de pulvérisation, deux grandes salles de humage, deux cabinets de bains et douze cabinets de bains de jambes. A l'entrée de la splendide galerie qui donne accès à ces nouvelles salles, deux élégantes buvettes versent, l'une à gauche l'eau de César, l'autre à droite l'eau du Rocher. L'établissement renferme encore deux salons, plusieurs chauffoirs et autres pièces accessoires. Si la Compagnie y installait une ou plusieurs baignoires électriques à courants localisables, les Néothermes renfermeraient, à notre avis, toutes les ressources hydrobalnéaires connues aujourd'hui. Espérons que notre vœu ne tardera pas à se réaliser !

2° ÉTUDE GÉOLOGIQUE

La source du Rocher jaillit, avons-nous dit, au-dessus et au nord des griffons de César, des Espagnols et de Pauze. L'eau de César émerge à travers une faille produite dans les schistes argilo-siliceux du Pic-des-Bains et orientée E.-18°N. Ces schistes sont redressés, presque perpendiculaires, et dirigés généralement de l'O.-S.-O. à l'E.-N.-E., selon une ligne E.-15°-20° N.

D'autres cassures sont venues traverser les premières ; d'après M. Jules François, ces cassures secondaires auraient l'orientation de O.-31° N. C'est au niveau de la colonne d'enrichissement, c'est-à-dire au point de croisement de ces fractures, que les eaux de Cauterets émergent, toujours à une faible distance de la cassure principale produite par le soulèvement des Alpes. On peut généraliser ce fait particulier constaté pour les eaux de Cauterets par l'habile ingénieur des mines.

C'est par une fracture récente ayant traversé la cas-

sure E.-18° N. que jaillirait la source du Rocher. Sa
galerie a une longueur d'environ 75 mètres; la dernière portion qui aboutit au griffon est dirigée du N.
au S., selon N.-5° E. La roche schisteuse étant cachée
partout par le mur qui soutient le toit en ardoises, il
est presque impossible de relever la direction des cou-
ches de schiste. La maçonnerie du griffon cache également la faille d'origine de la source; mais on peut
l'atteindre avec le bras, et en introduisant la main dans
cette faille, on peut à peu près relever son orientation :
elle correspondrait à une ligne O.-30-32° N., ligne
parallèle au système du Thuringerwald rapporté dans
les Pyrénées. A cause de la difficulté des constatations,
les résultats ci-dessus doivent être donnés avec toutes
réserves. Mais cet accord de la direction de la faille
d'émergence du Rocher avec celles des cassures secondaires constatées par M. Jules François auprès des
sources de Cauterets, est à signaler.

Au fond de la galerie du Rocher se retrouve, formant voûte, un conglomérat granitique (brèche) qui a,
comme dans la galerie de César, rempli les failles du
schiste.

Au-dessus du griffon du Rocher les blocs graniti-
ques et les interstices qui les séparent sont recouverts
d'une efflorescence blanchâtre, formant une couche
solide, peu adhérente. Cette efflorescence se retrouve
dans les galeries de César et des Espagnols : elle existe
aussi au-dessus du griffon de Mauhourat, mais en bien
moins grande quantité.

Ces concrétions du Rocher n'ont ni goût ni odeur;
mais par parties elles présentent cependant un goût
salé et légèrement amer.

Soumises à l'analyse, elles ont paru formées d'une partie soluble dans l'eau en faible quantité, consistant surtout en sulfate de soude qui donnait le petit goût salé et amer retrouvé par places, puis en sulfate d'alumine et de chaux. Il y avait aussi des traces de carbonates et de chlorures, et une certaine quantité de fluor, probablement à l'état de fluorure d'aluminium. L'acide azotique a dissous des silicates alcalino-terreux, du sulfate de chaux, avec un sel de fer. La majeure partie, insoluble dans l'acide nitrique, restait formée de silicates alcalino-terreux, doubles probablement, et d'une grande quantité de silice libre.

Comment se sont formées ces concrétions, ces efflorescences ? En examinant les lieux où on les recueille, sachant que les eaux de Cauterets ne laissent pour ainsi dire pas dégager d'acide sulfhydrique, et voyant surtout que les sulfates sont loin de dominer dans la composition de ces dépôts concrétionnés, il paraît difficile de les attribuer seulement à de l'acide sulfurique qui se serait formé par l'oxydation du principe sulfuré dégagé de l'eau minérale et ayant attaqué les roches. C'est ce que l'analyse vient prouver en constatant la présence de sulfates en proportions relativement minimes.

La grande masse de silice ou de silicates qui constitue ces dépôts donne à penser qu'ils pourraient bien être dus à la seule action de la vapeur d'eau, de la buée dégagée du griffon, et qui, venant humecter sans cesse les roches siliceuses, sous l'influence permanente d'une température de 30 à 35 degrés, a pu désagréger peu à peu la couche superficielle de la roche, et former ainsi cette poussière de sable qui constitue la masse des concrétions. La buée elle-même, qui peut entraîner mécaniquement quelques particules salines tenues en dissolution dans l'eau, abandonne en se desséchant sur la roche ces principes solubles, et comme elle se renouvelle constamment, avec le temps elle finit par apporter à la surface de ces roches une quantité appréciable de ces principes salins. C'est ainsi que s'explique la présence des chlorures, sulfates, silicates solubles de soudes d'alumine, de chaux, dans ces efflorescences. Une très faible partie des sulfates peut être due à l'oxydation du principe sulfuré de l'eau apporté là par entraînement mécanique, ou de l'acide sulfhydrique gazeux dégagé par l'eau ; mais il y a certainement aussi des sulfates tout formés dans l'eau du griffon qui ont suivi la voie de transport par où ont été entraînés les autres sels solubles.

Il ne faut pas confondre ces dépôts siliceux avec les stalactites et les stalagmites calcaires qu'on rencontre dans la galerie, et qui sont exclusivement formées de carbonate de chaux, avec quelques traces de sulfates et de silicates, provenant tous du mortier employé pour la maçonnerie de la voûte ou des parois de la galerie.

3° ÉTUDE CHIMIQUE

La source du Rocher a été examinée pour la première fois, au point de vue de ses propriétés physiques et chimiques, par M. Latour (de Trie), sur la demande de M. le préfet des Hautes-Pyrénées, dans le courant de l'année 1858.

D'après ce savant chimiste, l'eau du Rocher présente les mêmes qualités que fournissent en général les sources sulfureuses des Hautes-Pyrénées. Transparence et limpidité parfaites, saveur franchement hépatique, odeur d'œufs couvés, rude d'abord, mais bientôt après onctueuse au toucher, d'une température assez régulièrement égale à 41°,5, d'une densité égale à 1,002, telles sont en détail ses propriétés physiques.

Son débit est de cent vingt mille litres par jour, ou cinq mille litres par heure, pouvant à la rigueur fournir de quatre cents à cinq cents bains par jour.

Elle laisse déposer au contact de l'air une matière blanchâtre (glairine), revêtant différentes formes et diversement colorée, qui se retrouve jusque dans la faille d'origine. Si l'eau se mêle à l'eau froide, la glairine revêt une forme organisée, filamenteuse, désignée par M. Fontan sous le nom de sulfuraire.

La lumière ne modifie pas la composition de l'eau du Rocher, mais le contact de l'air l'altère plus ou moins rapidement, selon la surface présentée à son action.

Renfermée dans des bouteilles, cette eau conserve ses propriétés sulfureuses, même après le transport à une grande distance.

De ces constatations et des résultats de son analyse chimique, que nous donnons plus loin, M. Latour (de Trie) tire des conclusions fort légitimes sur lesquelles nous reviendrons.

Après M. Latour, M. Ossian Henry analysa également la source du Rocher. Il reconnut ses propriétés physiques, que nous venons de détailler, et sa nature chimique tout à fait analogue à celles des autres eaux de la Vallée. Comme M. Latour, il constata que, expédiée en bouteilles, après un embouteillage approprié et rationnel, elle se conserve longtemps sans altération et peut être ainsi expédiée aisément au loin.

Voici un tableau dans lequel nous donnons la composition chimique de l'eau du Rocher, d'après chacun de ces deux chimistes :

EAU DU ROCHER — 1.000 grammes

	LATOUR (de Trie)	Ossian HENRY
Sulfure sodique......................	0 g.02429	0 g.01970
— calcique	»	indices
Chlorure de sodium..................	0 06058	0 06100
— de calcium...................	0 02050	0 00300
— de magnésium..............	0 00501	
Iodure de sodium....................	0 00500	traces sensibles
Bromure alcalin.....................	»	
Sulfate de soude....................	0 03000	0 02700
— de chaux....................	0 00300	0 00400
Carbonates de potasse et ammoniaque	0 00500	»
— de soude.................	0 01600	0 02600
— de chaux........		
— de magnésie..	0 00600	»
— de strontiane.............		»
Silicates de soude et de potasse.....	»	0 08380
Silicate d'alumine, etc..............	0 02000	
Phosphate terreux, hyposulfite	0 00320	0 00550
Oxyde ou sels de fer................		
Glairine rudimentaire...............	0 02140	
Perte...............................	0 02002	»
TOTAL....................	0 g.24000	0 g.23000

Parmi les conclusions que ces chimistes tiraient de leurs analyses, nous signalerons celles-ci :

1º Que la proportion du principe sulfureux de l'eau du Rocher, étant à très peu près semblable à celle de la Raillère, l'assimile à cette dernière source;

2º Que l'existence de l'iodure, du carbonate alcalin et du sel ferreux doit lui donner des vertus spéciales que l'avenir justifiera.

Le Rocher, considéré à son griffon, est une des sources les plus alcalines de Cauterets.

Voici maintenant l'analyse détaillée fournie par M. le docteur Garrigou.

Analyse de la source du Rocher

Nous avons consacré 600 litres d'eau minérale à l'analyse qualitative.

Ces 600 litres ont été évaporés à sec dans une capsule de porcelaine. Le résidu qu'ils ont laissé, recueilli avec soin, desséché à l'abri des poussières, a été introduit dans une cornue de verre placée dans un bain de sable et chauffé très lentement au rouge sombre, pendant douze heures environ. Les gaz dégagés étaient reçus dans un flacon contenant une solution concentrée de potasse.

Pendant les premières heures de chauffe, il s'est d'abord dégagé de l'eau, puis à cette eau se sont jointes des gouttelettes d'une substance goudronneuse qui ont en partie coulé dans le vase à potasse, et en partie subi une condensation dans le col de la cornue. En même temps que cette substance goudronneuse brunâtre se condensait, il se déposait également du soufre parfaitement jaune, et des cristaux arborescents que nous avons reconnus pour être du carbonate d'ammoniaque.

Il nous paraît rationnel d'admettre que la substance goudronneuse provient des matières organiques contenues dans l'eau minérale, et que le carbonate d'ammoniaque a probablement pour origine la transformation de ces matières organiques. Quant au soufre, nous ne saurions l'attribuer à d'autre cause qu'à la réduction opérée par les matières organiques sur les sulfates contenus naturellement dans l'eau, à la volatilisation et à la décomposition de l'acide sulfhydrique ainsi produit, avec dépôt de soufre.

Nous nous appuyons, pour cela, sur la production d'une certaine quantité de sulfure dans la liqueur potassique, sulfure de potassium, qui n'a pu être produit que par l'arrivée de l'acide sulfhydrique dans cette liqueur, ainsi que sur les propriétés réductives que nous avons reconnues à la matière organique dissoute dans les eaux minérales, et que nous avons déjà signalée en 1876, dans notre analyse des Eaux-Bonnes, par une analyse directe de cette matière organique.

Nous remarquerons que, contrairement à ce qui se passe dans les analyses d'eaux minérales renfermant de notables quantités de métaux, il n'y avait ici, dans le col de la cornue, aucun dépôt métallique, ce qui nous faisait déjà soupçonner que la source du Rocher ne devait contenir que des traces infinitésimales de métaux.

Le résidu de la calcination, parfaitement calciné et sec, a été recueilli, pulvérisé et traité pendant vingt-quatre heures par l'alcool à 86° bouillant, dans un appareil que nous n'avons pas à décrire ici. L'alcool recueilli a été distillé et le résidu qu'il a abandonné a été traité par l'alcool absolu bouillant. Une portion de ce résidu a été dissoute, l'autre est restée insoluble ; cette dernière, séparée par filtration de la première, a été jointe à la masse primitivement insoluble dans l'alcool à 86°. La partie soluble pesait 0 gr. 066.

Nous avons immédiatement examiné la partie soluble dans l'alcool absolu.

Une trace du résidu laissé par l'alcool ayant été portée dans la flamme du spectroscope, nous avons constaté dans l'appareil la production du spectre du lithium qui a été persistant pendant fort longtemps avec une intensité remarquable.

Une autre petite portion du résidu ayant été dissoute dans l'eau, nous l'avons traitée dans un appareil *ad hoc* par l'eau chlorée *étendue*, en présence du sulfure de carbone. Celui-ci, après l'addition des premières gouttes d'eau chlorée, s'est très légèrement coloré en améthyste. L'addition d'une nouvelle quantité d'eau chlorée a fait disparaître la couleur améthyste et il s'est produit une coloration jaune, très nette, qui est allée en augmentant à mesure que nous ajoutions de l'eau chlorée. Elle était due au brôme.

Nous avons recommencé la même opération avec la plus grande partie du résidu restant, d'une manière comparative, avec une liqueur renfermant une quantité pesée de bromure de potassium, et nous avons ainsi constaté que 1 litre d'eau de la source du Rocher pouvait contenir de 1 à 2 dixièmes de milligramme de brôme par litre, tandis qu'il n'y avait que des traces d'iode.

La portion du résidu total insoluble dans l'alcool, et formant la plus grosse masse, a été desséchée et introduite dans une cornue où nous l'avons traitée par l'eau régale bouillante pendant douze heures environ. On a évaporé à siccité et repris deux fois par l'acide chlorhydrique pour chasser complètement l'acide azotique. Le résidu sec a été repris par l'eau distillée absolument pure et bouillante, et on a séparé les sels solubles des sels insolubles, par filtration.

Le liquide filtré, rendu légèrement acide par quelques gouttes d'acide chlorhydrique, a été soumis à un courant d'acide sulfhydrique pendant quarante-huit heures. Il s'est produit un très léger précipité brun qui a été recueilli sur un filtre et examiné par le procédé des flammes, qui a révélé des traces nettes de plomb et d'arsenic. La portion du précipité non employée pour cet examen a été incinérée et passée dans une perle de borax qui, chauffée dans la flamme d'oxydation d'un bec de Bunsen, se colorait en bleu, et se décolorait dans la flamme de réduction, pour se colorer en rouge dans cette même flamme par l'addition d'une trace de protosel d'étain. Il faut donc joindre au plomb et à l'arsenic une trace de cuivre.

Nous ferons remarquer immédiatement que l'examen du précipité que nous étudions n'indique en aucune façon qu'il contienne des traces de mercure, tandis que l'examen, par les mêmes procédés, des sources du Petit-Saint-Sauveur (également à Cauterets) nous a permis d'y distinguer très nettement des traces de mercure.

La présence de ce métal dans les eaux minérales, surtout dans l'eau de Saint-Nectaire (source du Rocher), a été niée par M. Jules Lefort, dans un rapport officiel où la vérité se trouve altérée deux fois. Ce qui nous semble extraordinaire, chez le rapporteur que je viens de nommer, c'est qu'il trouve étonnant que le mercure puisse exister dans une eau minérale. A Cauterets, la chose nous paraît tout aussi certaine qu'à Saint-Nectaire. Il y a des sources qui nous ont paru contenir du mercure (celles du Petit-Saint-Sauveur), à côté de sources qui n'en contiennent même pas des traces (le Rocher). A Saint-Nectaire, il y a une source dans laquelle, d'après nous, la présence du mercure ne souffre pas un doute, celle du Rocher, et une, au moins, qui n'en contient pas, ou qui ne nous semble en contenir que des traces absolument insignifiantes (celle du Parc). En se servant correctement du procédé des flammes et en n'opérant pas, ainsi que l'a fait M. Jules Lefort sur la source du Parc, en croyant opérer sur la source du Rocher, cet académicien aurait évité une discussion oiseuse, pénible et préjudiciable à l'hydrologie française.

Il est probable, du reste, que les hydrologistes n'auront pas à attendre de longues années pour voir que nous ne sommes pas le seul à retrouver le mercure dans des roches, dans des terres et dans des eaux où la géologie permet à l'avance de le prévoir. La question est de nouveau à l'étude et le savant professeur qui s'en occupe nous a formellement écrit que nous ne nous étions pas trompé.— ' ' eurs le mercure ne fait-il pas partie des blen s de Pierrefitte, où M. Le Coq de Boisbaudran le si ate, et ces blendes ne sont-elles

pas elles-mêmes une émanation de sources thermo-minérales dont les griffons du Cauterets actuel sont les représentants amoindris, griffons portant encore, à la surface, le zinc, base principale du minerai de Pier-refitte ?

Mais laissons ce sujet, dont l'étude sera plus tard de nouveau portée à l'ordre du jour de l'hydrologie, et continuons la description de nos recherches sur la source du Rocher.

Le liquide acide, séparé du précipité qu'avait produit l'acide sulfhydrique, ayant été traité par un excès d'ammoniaque, puis par du sulfhydrate de la même base, il se produisit un précipité noir peu abondant dont un accident nous fit perdre une portion. Ce qui restait fut traité de la manière suivante : après filtration du liquide et lavage du sulfure d'après les règles voulues, le sulfure fut dissous dans l'acide chlorhydrique au dixième. Une petite portion du précipité resta insoluble sur le filtre, on lava à l'eau distillée jusqu'à ce que le liquide filtrant ne fût plus acide, et on fit sécher cette portion insoluble du précipité. Le filtre ayant été incinéré, on fit passer ses cendres dans une perle de borax. Celle-ci restait sensiblement bleu-cobalt dans toutes les parties de la flamme, et se troublait sensiblement en gris brun dans la flamme de réduction : j'en conclus qu'il y avait dans la portion insoluble du précipité une trace de cobalt et, probablement aussi, une trace de nickel.

Le liquide chlorhydrique filtré fut évaporé presque complètement à siccité, de manière à chasser l'excès d'acide chlorhydrique ; puis, après avoir dissous le résidu dans une suffisante quantité d'eau distillée, on traita ce liquide par un léger excès d'ammoniaque. Il se produisit un précipité jaune rougeâtre, constitué par du fer, de l'alumine et de l'acide phosphorique, ainsi que nous avons pu nous en assurer par les procédés suivants :

Le précipité fut séché sur un filtre lavé, et le liquide filtrant recueilli en dehors des eaux de lavage. Ce précipité, après avoir été lavé plusieurs fois avec une solution de potasse pure, fut desséché ; une petite portion, placée dans un petit tube de verre avec un fragment de fil de magnésium, fut chauffée dans la flamme fournie par un bec de Bunsen, jusqu'au moment où il se produisit un petit éclair. Le tube ayant été écrasé sur une assiette de porcelaine, les fragments et le contenu furent humectés avec une ou deux gouttes d'eau distillée, et nous pûmes immédiatement sentir l'odeur de l'hydrogène phosphoré. Ce gaz n'avait pu se produire que par suite de la présence du phosphore dans le précipité.

La coloration caractéristique du précipité nous empêche d'y caractériser le fer au moyen des réactifs.

Dans le liquide potassique filtré, nous ajoutâmes de l'acide chlorhydrique jusqu'à saturation, puis un excès d'ammoniaque, et nous chauffâmes. Nous vîmes se produire un précipité floconneux blanc, qui n'était autre chose que de l'alumine.

Ayant conservé le liquide que nous avions séparé par filtration du précipité total de fer, d'alumine et d'acide phosphorique, nous y ajoutâmes du sulfhydrate d'ammoniaque, et il s'y produisit, après quelques instants, un précipité blanc qui fut très long à se déposer. Nous lavâmes ce précipité par décantation, ce qui demanda plusieurs jours ; nous le traitâmes par quelques gouttes d'acide chlorhydrique étendu qui le firent entrer en solution, et nous ajoutâmes à ce liquide une petite quantité d'acétate de soude, jusqu'au moment où nous pûmes percevoir l'odeur acétique franche. Un courant d'acide sulfhydrique produisit dans le liquide un précipité parfaitement blanc, que nous laissâmes déposer et que nous recueillîmes. C'était, et ce ne pouvait être, que du sulfure de zinc.

Le liquide primitif séparé du précipité produit par l'acide sulfhydrique d'abord, par l'hydrogène sulfuré ensuite, renfermait encore les métaux de la 2º et de la 1re section, c'est-à-dire les terres alcalines et les alcalins.

Nous fîmes leur séparation par les procédés classiques, et l'examen spectroscopique nous y montra la chaux, la lithine, la soude et la potasse.

Ces opérations préliminaires étant faites, nous procédâmes à l'analyse quantitative.

Le soufre du principe sulfuré fut dosé à la source même au moyen de la liqueur titrée d'iode et de l'amidon. La sulfurométrie nous montra qu'au griffon l'eau du Rocher renfermait 0 gr. 0084 de soufre par litre, représentant 0 gr. 0204 de sulfure de sodium.

L'eau, qui avait 42º,3 (au maxima Walferdin de Baudin 40,30), avait été refroidie vers 15º à l'abri du contact de l'air, pour prendre le degré sulfurométrique.

Nous puisâmes également au griffon plusieurs bouteilles d'eau du Rocher dans lesquelles nous avions préalablement ajouté 10 centimètres cubes d'une solution de nitrate de cadmium, en ayant soin de marquer le niveau du liquide dans les bouteilles au moment de les boucher.

L'eau, ainsi préparée, ayant été transportée au laboratoire, nous laissâmes reposer les bouteilles dans une position verticale pendant plusieurs jours, puis nous décantâmes le liquide parfaitement clair, et nous recueillîmes sur des filtres, avec le plus grand soin, le sulfure de cadmium produit dans chaque bouteille. Ces sulfures, ayant été parfaitement lavés, furent oxydés au moyen de l'acide nitrique, et l'acide sulfurique ainsi produit fut précipité et pesé à l'état de sulfate de baryte. Nous pûmes ainsi calculer qu'il y avait 0 gr. 0070 de soufre par litre d'eau du Rocher.

On remarquera immédiatement qu'il y a une légère différence entre les deux dosages de soufre par la sulfurométrie et par la pesée directe. Cette différence est de 0 gr. 0014. Elle n'est pas considérable, mais elle est nette et notable, non au point de vue pratique, mais au point de vue théorique, que nous ne nous proposons pas de discuter ici.

L'eau désulfurée par le nitrate de cadmium nous a permis de constater par la sulfurométrie que la source du Rocher contenait des traces à peine sensibles d'hyposulfites.

Cette eau désulfurée, évaporée à sec, laisse un résidu qui fait à peine effervescence, lorsqu'on en traite une certaine quantité par un acide fort. Il y a donc des traces d'acide carbonique.

Le dosage de la silice a été fait sur 4 litres d'eau que nous avons fait évaporer dans une capsule de platine, au bain-marie, après avoir ajouté quelques gouttes d'acide chlorhydrique.

Le résidu insoluble de cette évaporation ayant été chauffé pendant douze heures au bain-marie, puis à uné température plus élevée, a été recueilli sur un filtre, parfaitement lavé et pesé, après dessiccation et incinération. Ce résidu par deux opérations différentes a donné une moyenne de 0 gr. 0598 par litre; pour la silice.

L'eau désulfurée à la source par le nitrate de cadmium a servi à doser l'acide sulfurique. On a concentré deux litres de cette eau, et après en avoir séparé la silice, on a traité le liquide par le chlorure de baryum, qui a fourni un précipité de sulfate de baryte. Celui-ci, desséché, calciné et pesé, a permis de calculer qu'il y avait 0 gr. 0302 d'acide sulfurique par litre d'eau.

On a encore dosé le chlore sur l'eau désulfurée, en la concentrant et en la traitant par le nitrate d'argent. C'est ainsi que nous avons constaté que le chlorure d'argent obtenu, lavé, desséché et calciné, suivant les règles, fournissait 0 gr. 0284 de chlore par litre d'eau.

La chaux a été dosée sur 4 litres. A cet effet, on a évaporé cette eau, de manière à obtenir le résidu sec qu'on a traité par l'acide chlorhydrique et qu'on a filtré, en ayant soin de bien laver le filtre à l'eau distillée pour obtenir toutes les substances solubles; dans le liquide on a ajouté de l'ammoniaque, du chlorhydrate d'ammoniaque et puis de l'oxalate de la même base. On a laissé au repos, à une douce chaleur, pendant vingt-quatre heures, puis on a filtré; le précipité d'oxalate de chaux resté sur le filtre a été lavé et calciné à une chaleur modérée, de manière à être transformé en carbonate de chaux, état dans lequel la chaux a été pesée. Nous avons ainsi calculé qu'il y avait 0 gr. 0075 de chaux par litre.

Le liquide provenant de l'évaporation totale des 600 litres, ayant été privé de la chaux, d'après le procédé précédent, nous a servi à doser la magnésie par le phosphate d'ammoniaque. Nous avons obtenu ainsi 0 gr. 0001 de magnésie par litre d'eau.

Les alcalis ont été dosés à l'état de sulfates sur 4 litres d'eau et à l'état de chlorures sur 21 litres, en traitant dans les deux cas les liquides concentrés par la baryte, afin de se débarrasser de tous les acides et de toutes les bases précipitables par la baryte. Dans le premier cas les alcalis restants ont été transformés en sulfates, dans le second en chlorures (1). C'est sur ces derniers que nous avons fait la séparation de la soude et de la potasse, par le procédé classique de la transformation de la potasse en chloroplatinate de potasse. Nous avons pu calculer ainsi qu'il y avait par litre d'eau du Rocher 0 gr. 0780 de soude et 0 gr. 0036 de potasse.

L'examen au spectroscope du chloroplatinate de potasse, d'après les règles voulues, c'est-à-dire par des lavages successifs à l'eau bouillante, ne nous a pas révélé l'existence du cœscium ni du rubidium.

Nous avons encore pris 21 litres pour y doser le fer, l'alumine et l'acide phosphorique. Après avoir évaporé les 21 litres à siccité et en avoir séparé la silice par le procédé déjà décrit, nous avons filtré. Dans le liquide filtré, nous avons ajouté du chlorhydrate d'ammoniaque, puis de l'ammoniaque. Le précipité jaune rougeâtre

---

(1) La séparation des alcalis par la baryte étant un procédé classique et connu, je n'en donne pas ici la description afin de ne pas inutilement fatiguer le lecteur.

ainsi obtenu ayant été recueilli sur un filtre, nous l'avons parfaitement lavé, puis incinéré et pesé. Nous avons ainsi obtenu le chiffre de 0 gr. 0010 comme représentant les poids des trois substances réunies.

Cela fait, nous avons évaporé un litre d'eau dans une capsule de platine, puis nous avons calciné le résidu au rouge naissant et nous l'avons fait refroidir à l'abri de l'air, avant de le peser. Le poids obtenu était de 0 gr. 2346. Ce résidu, traité par l'acide sulfurique, de manière à transformer en sulfates toutes les bases, et chauffé suffisamment pour chasser l'excès d'acide sulfurique, pesait 0 gr. 2657.

Si, d'autre part, nous transformons par le calcul tous les alcalis en sulfates, et que nous additionnions ensemble ces sulfates et les autres substances fournies par l'analyse, nous obtenons le nombre de 0 gr. 2646 s'écartant à peine de 0 gr. 001 du nombre précédent. Ceci nous permet de considérer les dosages des alcalis dans l'analyse comme exacts.

Ayant pesé exactement un litre d'eau du Rocher sur notre grande balance, nous lui trouvons une densité de 1.000 gr. 2510. Si nous acceptons le nombre 0 gr. 2510 comme représentant la quantité de substances salines et de matière organique dissoutes dans un litre d'eau, et nous sommes très rapproché de la vérité, avec cette hypothèse, nous voyons que la différence entre 0 gr. 2510 et 0 gr. 2346, c'est-à-dire 0 gr. 0164, représente *à peu près* la matière organique contenue dans l'eau du Rocher.

Ce chiffre cependant ne peut pas être accepté comme absolument exact, car le résidu calciné, après avoir été évaporé à sec, s'est carbonaté sensiblement, ce qui a dû augmenter un peu le poids total.

Réunissant maintenant les données fournies par l'analyse et par les opérations diverses faites sur la source du Rocher, puis calculant d'une manière absolument hypothétique de quelle manière peuvent être combinées les substances indiquées séparément par l'analyse, nous pouvons dresser le tableau suivant :

ANALYSE DE LA SOURCE DU ROCHER

(rapportée à un litre).

Température rectifiée à mon maxima Walferdin 40,30, de Baudin, et prise au griffon : 42°3

Poids des substances salines	0 g.	2510
Poids du résidu calciné	0	2346
—		
Soufre dosé par la sulfurométrie	0	0084
Soufre pesé à l'état de sulfate	0	0070
—		
Acide sulfurique	0	0302
— silicique	0	0598
— carbonique		traces
Hyposulfites		traces à peine
Chlore, brôme et iode	0	0234
Matière organique	0	0164
Iode seul		traces à peine
Brôme	0	0002
Chaux	0	0075
Magnésie	0	0001
Soude	0	0780
Potasse	0	0036
Alumine, fer et acide phosphorique	0	0010
Lithine		très nette
Zinc		id.
Cobalt et nickel		traces à peine
Cuivre, plomb, arsenic		traces

—

On peut accepter que l'eau du Rocher contient les combinaisons suivantes, mais ceci est une pure hypothèse :

Monosulfure de sodium.................................... 0 g.0203
Hyposulfites alcalins .... traces
Sulfate de soude....................................... 0 0283
   —   de potasse...................................... 0 0006
   —   de chaux.. 0 0182
   —   de magnésie..................................... 0 0003
Chlorure de sodium (avec bromure et iodure)..... 0 0467
Silicate de soude..................................... 0 0263
Silice en excès....................................... 0 0461
Alumine, fer, acide phosphorique................... 0 001
Acide carbonique...................................... traces
Lithine, zinc, nickel, cobalt, plomb, cuivre, arsenic. traces
Matière organique.................................... 0 0164

4º ACTION THÉRAPEUTIQUE

Nous avons vu qu'à la suite des fouilles de la Vallée, le régime de la vieille source de Bruzaud avait été atteint, et peu de temps après, à la suite des grands tremblements de terre qui se firent sentir dans les Pyrénées en 1854, cette source acheva de disparaître.

Or, c'est peu après cet événement que la source du Rocher fut découverte en contre-bas et à peu de distance au nord de l'ancien griffon de Bruzaud. Sans vouloir tirer de là cette déduction, par trop rigoureuse peut-être, que le Rocher pourrait bien n'être que le vieux Bruzaud, nous croyons pouvoir rapprocher ces faits l'un de l'autre, comme nous allons rapprocher les propriétés physiques et aussi l'action thérapeutique de ces deux sources.

Nous ne sommes pas d'ailleurs les premiers ni les seuls à songer à un pareil rapprochement. Voici, en effet, ce que dit à ce sujet le Dr Lahillonne, p. 16 de l'*Histoire des fontaines de Cauterets* : « Malgré les travaux d'observation médicale dont ont été l'objet les sources du Rocher et de Rieumiset, on peut dire que leur monographie reste encore à faire. Cette monographie nous montrerait quels rapports existent entre la source du Rocher et les filets d'eau dérivés de César. On trouverait dans l'histoire de cette source du Rocher une nouvelle preuve de l'influence qu'exercèrent sur l'économie des fontaines du Pic-des-Bains les célèbres fouilles de l'ingénieur François. »

Dans l'introduction de son *Etude sur la tradition médicale aux Eaux sulfureuses*, le Dr Sénac-Lagrange est plus explicite encore. Parlant de ces mêmes fouilles, de ces aménagements nouveaux, « ils détruisirent, dit-il, l'équilibre du sol, et l'économie des sources fut altérée. Les sources de Bruzaud disparaissaient peu à peu. Rieumiset, qui de 1844 à 1859 avait baissé de 6 à 7° C. comme température, depuis 1859 perdait 10° sur son degré primitif, et les traces pondérables de sulfure de sodium qu'il présentait passaient à 0. Une source nouvelle dégénérée, le Rocher, apparaissait. *Des rapports s'étaient-ils établis entre cette nouvelle source et celle disparue? C'est probable, sinon certain.* »

En 1762, Castelbert écrivait que le petit bain avait une source tempérée (à 30° 5 C.), et que sa source chaude qu'il désigne sous le nom de Bain-des-Pères du Bois (plus tard Bruzaud) avait 110° Far., soit 43° C., température égale à celle du Rocher au griffon. D'après C. Camus, de 1820 à 1825, la température de Bruzaud était

32° à 33° Réaumur, c'est-à-dire 40° à 42° C., qui se confond avec celle du Rocher. M. Rotureau, qui visita Cauterets et put encore examiner ce qui restait de la source Bruzaud, constata une température de 39°2. Cette source allait donc se refroidissant, ce qui s'explique par la diminution progressive de son débit, et il était naturel qu'en la retrouvant plus bas dans sa cheminée d'ascension et sous un volume plus considérable, sa température se trouvât ramenée à ce qu'elle était jadis.

Mais nous ne voulons pas insister sur ce point : la similitude d'action du Rocher et du vieux Bruzaud nous autorise bien mieux à les regarder, sinon comme une seule et même source, au moins comme exactement similaires.

« Bien que le petit bain, écrivait de Borie en 1714, soit *le plus doux et le plus tempéré*, il ne laisse pas néanmoins de plus abondantes sueurs que les autres, sans doute parce que *la partie onctueuse qui y prédomine* sur les autres minéraux, n'étant pas aussi étendue et aussi volatilisée que dans les bains d'en haut et du milieu (César et les Espagnols), qui ont plus de chaleur et de feu, se trouve plus propre *à relâcher les glandes du tissu de la peau*. — « A aucune époque, dit Camus plus d'un siècle après Borie, l'eau de Bruzaud n'a produit de ces perturbations violentes qui sont un des attributs de nos fontaines ; aussi convient-elle aux tempéraments chauds, bilieux, atteints d'efflorescences cutanées... Des rhumatismes dits nerveux, des leucorrhées, des ménorrhagies ont aussi cessé par son usage. Eminemment l'analogie que nous avons établie entre l'eau de Bruzaud et celle de Plombières ferait qu'elle tient le milieu entre nos sources actives et Rieumiset ; préten-

dre le contraire serait nier des faits positifs et avérés...
Les névralgies que l'on combat si heureusement avec
les antispasmodiques sont celles que l'eau de Bruzaud
soulage et guérit. » Puis, Camus cite le cas d'un enfant
atteint de convulsions qu'il jugea être de la chorée, et
que les bains de Bruzaud *seuls* calmaient parfaitement.
Selon le Dr Constantin James, qui devait ses indications à l'inspecteur Buron et au Dr G. Dupré, aujour-
d'hui professeur à Montpellier, Bruzaud était utile
« dans divers cas où les eaux franchement sulfureuses
eussent été trop excitantes, c'est-à-dire contre certains
embarras de la circulation abdominale, surtout à la
suite des fièvres intermittentes, et contre certains
engorgements du col de l'utérus ». — D'après
M. Rotureau, renseigné à ce sujet par M. le Dr Cardi-
nal, inspecteur de Cauterets, « Bruzaud semblait donner de meilleurs résultats que nos sources de l'Est dans
les engorgements utérins, et mieux réussir dans les
hypertrophies du foie et de la rate consécutives à un
empoisonnement paludéen ou à une fièvre intermit-
tente ».

Si maintenant nous relevons ce qu'ont écrit de nos
jours les médecins de Cauterets sur les indications et
les propriétés de la source du Rocher, nous retrouve-
rons à peu de chose près les mêmes vertus curatives
contre les mêmes genres de maladies et quelques
autres au delà.

Gigot-Suard conseillait les bains du Rocher à tous
ses malades névropathiques et très excitables, même
atteints de bronchites. Les affections des voies diges-
tives, la gastralgie, la dyspepsie gastrique ou intesti-
nale, l'entérite lui paraissaient justiciables de la boisson

de Mauhourat avant tout, mais concurremment avec les bains du Rocher. Ce sont ces mêmes bains qu'il prescrivait avant tout autre contre les affections particulières aux femmes, l'hystérie, les maladies de la matrice, états subinflammatoires, granulations ou ulcérations du col, engorgement simple ou induré, déplacements, inflexions, etc., accompagnés ou non de névropathie générale. Il les recommandait également contre les affections de la vessie, de la prostate, etc., toutes les fois en un mot qu'il recherchait une action hypothénisante et sédative.

Les indications acceptées aujourd'hui par nos confrères de Cauterets ne sont pas différentes de celles que nous venons d'énumérer.

Le docteur Sénac-Lagrange signale l'utilité des bains du Rocher chez les sujets bronchitiques doués d'un nervosisme exagéré. Ces bains conviennent de même dans les affections cutanées à forme sèche, au début du traitement. Les catarrhes utéro-vaginaux, la métrite parenchymateuse, les érosions du col, la dynménorrhée douloureuse, accompagnées ou non de symptômes dyspeptiques ou gastralgiques, les réclament également.

D'après le docteur Moinet, les bains du Rocher produisent des effets toni-sédatifs. Et voici comment, dans un chapitre remarquable sur les indications spéciales à chaque source de Cauterets, il résume celles du Rocher (1) : « L'eau du Rocher, dans laquelle la présence du fer est une ressource précieuse, est éminem-

____

(1) *Des eaux thermales sulfureuses de Cauterets*, 5e édition, 1879. (page 323).

ment utile dans les névroses avec éréthisme nerveux considérable, dans les dartres sécrétantes étendues, dans celles qu'on a fait sortir au moyen de nos sources excitantes, dans les affections utérines avec état inflammatoire subaigu, dans les blépharites et ophtalmies scrofuleuses, dans les ulcères dépendant de la scrofule et d'autres états diathésiques, dans la bronchite catarrhale chronique chez les sujets très irritables, dans certains cas d'asthme humide. Ici l'eau administrée à hautes doses amène un flux intestinal et produit en quelque sorte une substitution, ou simplement une dérivation. »

L'eau du Rocher a été peu employée en boisson jusqu'à nos jours. M. Moinet nous dit en avoir obtenu « d'éminents services, lorsqu'il trouvait que l'eau de la Raillère était trop excitante pour ses phtisiques, chez lesquels il y avait tendance aux exacerbations nocturnes ». Mais nous ne sachions pas que d'autres de nos confrères aient eu à observer de pareils résultats.

Nous pourrions ajouter ici bien d'autres témoignages sur les excellents effets de l'eau du Rocher employée à l'extérieur en forme de bains, douches, bains de siège, injections de toutes sortes, etc., contre les affections que nous venons de délimiter. Il serait oiseux de s'appesantir davantage sur des considérations parfaitement admises aujourd'hui par le corps médical de Cauterets, et établies par une expérience déjà vieille de plus de vingt-cinq ans, si nous ne songeons qu'à la source du Rocher, mais de plusieurs siècles, si nous nous rappelons Bruzaud, Canarie et le petit Bain-des-Pères !

CÉSAR

Nous avons dit que les Néothermes possédaient une installation complète et luxueuse de douches, bains de pieds, salles de humage et de pulvérisation, buvette, etc., alimentés par une portion de la source de César.

On pourra donc traiter aux Néothermes très avantageusement les affections justiciables de ces applications thermo-sulfureuses et de notre source la plus active et la plus minéralisée.

La source de César est, par excellence, une de ces eaux remontantes dont parlait Bordeu : très excitante, puissamment perturbatrice, quand on sait lui demander cette action, elle constitue un agent énergique, parfois redoutable.

Prise à l'intérieur, elle est diurétique, dépurative, même sudorifique. Utilisée par le humage, elle produit, à dose modérée, un effet réellement sédatif, mais pouvant facilement, par une séance trop continue et trop prolongée, devenir excitant. Appliquée localement, sous forme d'eau pulvérisée, elle provoque une irritation plus ou moins vive mais toujours salutaire, et agit alors comme substitutive.

Les bains et douches de César ont une action variable, selon leur mode d'administration, et l'on peut obtenir avec eux des effets résolutifs, excitants et substitutifs.

Employées convenablement, selon les divers modes auxquels nous avons fait allusion, et conformément aux indications bien déterminées, les eaux de César conviennent dans le traitement des affections de la gorge et des parties voisines, des voies respiratoires, telles que les angines granuleuses, amygdalites chroniques, les catarrhes des fosses nasales ou de la trompe d'Eustache, les laryngites chroniques de nature diverse, les catarrhes pulmonaires, l'emphysème, l'asthme goutteux ou non, les pneumonies et les pleurésies chroniques. Dans ces dernières affections, en outre de la boisson, du humage, des pédiluves, on pourra recourir efficacement aux ressources hydro-thérapiques variées qu'offrent les Néothermes.

Celles-ci seront également utiles dans les manifestations externes du rhumatisme, soit musculaire, soit articulaire, soit même dû accidentellement à une blennorrhagie. Le rhumatisme goutteux demande une très grande circonspection. La névralgie sciatique, qui se rattache souvent au rhumatisme, relève de cette même médication.

Les affections de la peau, liées ou non à l'herpétisme, mais seulement quand elles sont, de leur nature, indolentes, torpides, sèches, se trouveront bien, également, de l'usage des eaux de César.

Les manifestations syphilitiques, les diverses affections dues à l'abus du mercure, la cachexie mercurielle, les intoxications plombiques ou par d'autres métaux, sont encore de leur ressort.

On sait quelle est leur action dans tout ce qui relève de la scrofule et du lymphatisme.

Enfin, dans les affections chirurgicales, blessures, etc., Labbat les mettait de pair avec la source Polard de Barèges. Et après lui, elles ont fait leurs preuves, surtout depuis que nos moyens hydro-balnéaires ont été si perfectionnés, dans les luxations anciennes, les entorses, les fausses ankyloses, les rétractions tendineuses, les cols volumineux, les ulcères strumeux, les fistules et autres affections osseuses. Les exemples ne nous manqueraient pas pour appuyer nos assertions.

GRANDE IMPRIMERIE, 16, rue du Croissant, Paris. — J. CUSSET, imp. — 1281-82